CONSIDÉRATIONS

SUR

L'ACTION, L'EMPLOI ET L'EFFICACITÉ

DE

L'HYDRO-ÉLECTRO-THÉRAPIE

(BAINS ÉLECTRIQUES)

PAR

le Dr BARDA

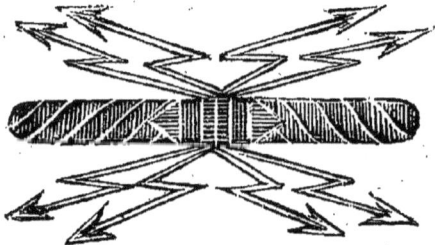

NICE

8, PLACE DU JARDIN-PUBLIC, 8

—

1883

CONSIDÉRATIONS

SUR

L'ACTION, L'EMPLOI ET L'EFFICACITÉ

DE

L'HYDRO-ÉLECTRO-THÉRAPIE

(BAINS ÉLECTRIQUES)

PAR

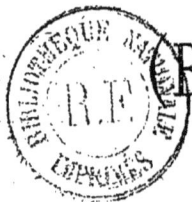

le Dr BARDA

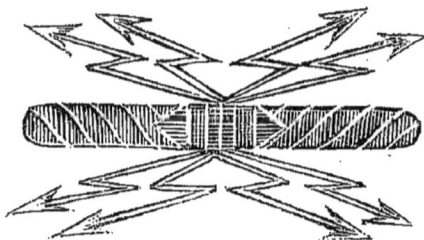

NICE

8, PLACE DU JARDIN-PUBLIC, 8

1883

CONSIDÉRATIONS

SUR

L'ACTION, L'EMPLOI ET L'EFFICACITÉ

DE

L'HYDRO-ÉLECTRO-THÉRAPIE

(BAINS ÉLECTRIQUES)

———— ⋅✦⋅ ————

Mon seul but, en publiant cet opuscule, est d'appeler l'attention des **Médecins** et du **Public** sur un nouveau mode d'application de l'électricité au traitement des maladies : « l'**Hydro-électro-thérapie.** »

Les nombreux malades qui fréquentent les grands établissements balnéaires sont, pour la plupart, familiarisés avec les appareils de balnéation électrique, que des succès inattendus ont rapidement vulgarisés ; il est peu de praticiens des grandes villes qui n'aient déjà recouru à cette médication, suprême ressource dans les maladies chroniques, que les traitements les plus variés sont impuissants à modifier : un court exposé de l'action et de l'efficacité de ces **bains électriques** sera donc suffisant pour fournir au corps médical et à mes lecteurs des éléments d'appréciation.

L'emploi de l'électricité en médecine a suscité des travaux remarquables : je renvoie à ces traités spéciaux le lecteur désireux d'acquérir des connaissances sur l'électro-thérapie en général, pour ne m'occuper que de l'application mixte et simultanée de l'électricité et du calorique par l'intermédiaire de l'eau ; en un mot de « **l'Hydro-électro-thérapie** » *(Bains électriques)*.

Découverte à peine depuis deux siècles, l'électricité resta pendant longtemps dans le domaine des physiciens. Elle fut introduite dans la thérapeutique médicale au milieu du siècle dernier. Le peu d'avantage qu'on en retira fit négliger ce moyen. Le premier travail remarquable qui ait été fait sur la matière est celui que Poma et Arnaud, de Nancy, publièrent en 1787. A cette époque, la valeur thérapeutique de l'électricité était assez bien connue, mais *on s'éloigna de l'observation pour passer à la théorie,* et bientôt furent bâtis des systèmes tellement absurdes que les physiciens en firent avec raison l'objet de leurs railleries, et le juste discrédit jeté sur les explications des médecins rejaillit sur un moyen des plus utiles.

Cependant les découvertes de Galvani et de Volta offraient à la médecine une nouvelle source d'électricité, bien précieuse pour la physiologie et la thérapeutique. Mais, soit qu'on n'en sut pas tirer parti, soit qu'on n'en connut pas les propriétés spéciales, soit enfin que les appareils alors en usage (les piles de Volta et de Cruikshank) fussent insuffisants, ou d'une action irrégulière, ou d'une application difficile et incommode, l'électricité dynamique ne fut employée que dans certains cas exceptionnels, et ne put sauver l'électricité médicale, sinon d'un complet abandon, du moins d'une indifférence générale.

Grâce aux travaux du docteur Duchenne de Boulogne, l'électricité médicale est entrée dans une ère nouvelle. Cet expérimentateur ayant démontré que chaque espèce d'électricité possède des propriétés spéciales, a établi qu'on ne peut les appliquer indifféremment.

Il a ensuite posé les principes qui doivent présider au choix des appareils d'électrisation, et a imaginé des appareils, qui réunissent l'ensemble des conditions nécessaires à leur application à la thérapeutique, et qui sont plus au niveau des progrès de l'art de l'électrisation.

Ces connaissances électro-physiologiques, et l'application de ces appareils de précision, lui ont permis de créer une méthode d'électrisation qui consiste à limiter la puissance électrique dans l'organe malade, sans exposer les organes sains aux dangers de l'excitation.

J'ai rappelé cet historique de l'électricité médicale pour montrer les difficultés qu'a rencontrées l'introduction de cet agent dans la thérapeutique. *Le bain électrique*, a subi les mêmes vicissitudes : accepté d'abord avec enthousiasme, il a été promptement délaissé après avoir fourni matière à la critique des savants les plus compétents. Je me contenterai de citer à ce sujet l'opinion émise, il y a dix ans environ, par MM. les docteurs Onimus et Legros.

Dans leur « *Traité d'électricité médicale* », publié en 1872, MM. Onimus et Legros disent en parlant des bains électriques : « Les bains électriques sont,
« à notre avis, un mauvais mode d'électrisation : en
« effet, la surface électrisée est tellement grande,
« que le courant perd beaucoup de son énergie.
« D'un autre côté, on n'électrise en général que les
« parties superficielles et surtout celles qui sont en
« contact avec le niveau de l'eau, car le courant
« électrique passe plutôt par l'eau que par le corps.
« *Enfin, on ne peut jamais agir spécialement et avec*
« *discernement sur les parties malades. Ces bains*
« *ne sont donc qu'une nouvelle forme de bains, mais*
« *non un nouveau mode d'électrisation.* »

Il y avait donc pour MM. Onimus et Legros, comme pour tous les électro-thérapeutistes, les conditions suivantes à remplir pour constituer **« un bain vraiment électrique »** au point de vue de la thérapeutique : *localiser l'action électrique pour atteindre la partie malade sans dissémination de l'électricité là où elle n'est d'aucune utilité ; avec concentration énergique là où elle est appelée à jouer son rôle, et cela d'une manière aussi certaine dans un bain, que par l'application matérielle d'un électrode métallique pointillant.*

La défectuosité des appareils employés pour la balnéation électrique justifiait les reproches de MM. Onimus et Legros. Mais, les premiers essais d'application des courants électriques à la guérison des maladies n'avaient-ils pas eu antérieurement un insuccès qui les avait fait momentanément tomber dans l'oubli? Le bain électrique réalisait théoriquement une des plus ingénieuses et des plus utiles conceptions; pratiquement, tout était à trouver et paraissait si difficilement réalisable qu'on a pu croire un instant, ce bain exclu à tout jamais du domaine de la thérapeutique.

Le problème était pour moi d'autant plus séduisant que je m'occupais depuis plusieurs années de recherches électro-physiques. La solution comportait non seulement une question de science pure, mais encore un point de vue essentiellement *pratique et surtout utile*. Inutile de dire que les déceptions et les désillusions furent le premier fruit de mes travaux. Mais, la science a le don de passionner ses adeptes et je redoublais d'autant plus d'efforts, que le but paraissait s'éloigner davantage.

Je n'ai pas à regretter aujourd'hui la fatigue des longues veilles, les sacrifices au-delà de mes ressources, que j'ai dû m'imposer : le succès a couronné ma persévérance; j'ai réalisé cette conception qu'on n'hésitait pas à qualifier de chimérique.

Ce qui était vrai des assertions de MM. Onimus et Legros ne l'est plus actuellement ; *le bain électrique remplit aujourd'hui toutes les indications, que peuvent lui demander les praticiens les plus exigeants.*

Mes appareils (baignoires électriques), démontrent à l'évidence :

1° *La possibilité de la localisation du courant élec-*

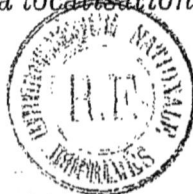

trique (continuo ou d'induction) *sur une partie quel-
conque du corps*, comme la *nuque*, le *dos*, les *reins*,
les *bras*, les *genoux*, les *jambes* et les *pieds* ;

2° Que par leur intermédiaire la transmission de
l'électricité s'effectue sur le corps *sans le pointiller
avec des électrodes ou l'exciter avec des brosses*, et
sans le couvrir de plaques (méthode primitive qu̧
est encore employée de nos jours et qui a l'incon-
vénient de produire des secousses et des sensations
désagréables et quelquefois d'exciter et d'effrayer
les malades);

3° Que l'électricité se transmet *sans secousse, ni
douleur*, sans rien perdre de ses propriétés thérapeutiques.

**Ces appareils représentent donc la so-
lution d'un grand problème que la science
médicale réclamait depuis longtemps, et
ils contribueront puissamment à procurer
aux malades l'effet bienfaisant de l'électricité dans le cas ou tout autre mode d'application du fluide reste sans résultat. (1)**

Je dois remercier MM. les Docteurs et les
savants électro-physiciens qui ont bien voulu, dès
le début, examiner mes appareils et m'encourager
par leurs éloges et par leurs félicitations. Leur haute

(1) Voir le compte-rendu du *Moniteur officiel de l'Exposition de
l'électricité*, Paris, 3 octobre 1881 ; le *Compte-rendu de l'Académie
royale de médecine de Bruxelles: L'Art médical*, 5 février 1882 ;
Wiener medizinische Presse (Professor Schindler), 28 janvier 1883,
et l'ouvrage du docteur Burghgrave, professeur à l'Université de
Gand.

approbation m'a accompagné partout où ma méthode a été démontrée et expérimentée : à l'Exposition Internationale d'Électricité de Paris, comme à l'International Médical and Sanitary Exhibition de Londres, 1881.

De nombreuses démonstrations et expériences ont été faites après les expositions de Paris et de Londres, dans les principales villes d'Europe (Amsterdam, Zurich, Bruxelles, Liège, Vienne, Milan, Saint-Pétersbourg, Bucharest, Belgrade, Aix-la-Chapelle, Wiesbaden), devant les académies de médecine, les associations médicales, les administrations d'assistance publique et au Congrès balnéologique de Wiesbaden (septembre 1882).

Ces expériences avaient pour but, non seulement de vulgariser l'usage de mon système d'application de l'électricité par l'intermédiaire de l'eau, mais encore de démontrer que les difficultés qui s'étaient opposées à l'emploi efficace des bains électriques étaient vaincues, et que mon système répondait à toutes les exigences de l'électro-thérapie.

L'usage des appareils d'hydro-électro-thérapie s'est répandu en peu de temps ; les principales stations balnéaires de la France, de la Belgique et de l'Allemagne en sont pourvues (1).

---

(1) J'espère que, sous peu, mes bains électriques remplaceront tous les anciens systèmes ; il est vrai que l'installation de mes bains électriques est coûteuse et que cette considération peut expliquer bien des hésitations.

L'accueil favorable qui a été fait à mes appareils et l'empressement avec lequel les principaux centres balnéaires les ont réclamés, fait espérer que toute station soucieuse de l'intérêt des malades ne tardera pas à s'en munir malgré le sacrifice qu'elle aura à s'imposer.

Les malades qui ont suivi un traitement hydro-électro-thérapique hésitent à séjourner dans les villes d'eaux qui ne peuvent leur fournir ce puissant moyen qui réunit à la fois le traitement thermal et l'électrisation générale ou localisée.

Dans les hôpitaux, les maisons de santé, les stations thermales et les établissements particuliers, où les bains électriques sont appliqués, les médecins ont obtenu des résultats remarquables qui confirment l'opinion émise par le Dr Erb, professeur de l'Université de Leipzig. :

« L'électricité est un curatif si extra-
« ordinaire, si puissant, si multiple, qu'il
« n'est pas rare de voir les praticiens les
« plus habiles extasiés et en admiration
« en présence de ces fabuleuses guérisons
« aussi rapides que radicales. »

Il serait trop long et oiseux de citer les médecins, qui se sont spécialement occupés de ce sujet, qui dernièrement ont publié sur cette matière des travaux remarquables et qui, dans leurs hôpitaux, leurs maisons de santé ou leurs établissements thérapeutiques, obtiennent des guérisons presque inattendues : il suffira de nommer MM. Const. Paul, médecin de l'hôpital Lariboisière de Paris ; le Dr

Goizet (de Paris), le professeur Dr Eulenburg (de Berlin), le Dr Motte (de Dinant-sur-Meuse), médecin de la maison du roi des Belges, les Drs Heinrich et Fieber (de Vienne), le Dr Stein (de Francfort-s/m), le Dr Lehr (de Wiesbaden), le Dr Hertzka (d'Ischl), le professeur Ischewsky (de l'Hôpital central de Saint-Pétersbourg), le Dr Weisflogg (de Zurich), etc.

Dans leurs divers modes d'application de l'électricité, *le bain électrique a obtenu une préférence marquée et des plus justifiées.*

Je pourrais, en ce qui me concerne, publier les nombreuses observations recueillies dans les établissements, que j'ai créés à Paris et à Nice, ainsi que dans les établissements à l'étranger ; par exemple, Grand Gymnase médical de Paris ; à Bruxelles ; à Aix-la-Chapelle ; à Wiesbaden, etc., où on a introduit mon système. Il résulte de ces observations, que le *bain électrique a une action thérapeutique puissante,* qui le recommande spécialement pour le traitement des *névralgies,* des *douleurs rhumatismales,* de la *goutte,* des *hyperesthésies,* du *rhumatisme musculaire* (névralgie musculaire), des *paralysies des mouvements volontaires,* de la *paralysie spinale,* des *paralysies des organes intérieurs.*

Il résulte également des expériences faites à Paris, entre autres à l'hôpital de la Charité, que les *bains électriques* sont très utiles et très efficaces dans les affections produites *par l'absorption des métaux dangereux,* tels que le *mercure,* le *plomb,* le *cuivre,* l'*arsenic,* etc. Le courant électrique remplit le rôle d'agent éliminateur, en même temps qu'il fait disparaitre les paralysies qui sont la conséquence de ces empoisonnements chroniques. *Le traitement du tremblement mercuriel* (1) *des coliques de plomb et de cuivre par l'hydro-électro-thérapie est naturellement indiqué.*

Les lignes suivantes du docteur Duchenne de Boulogne, viennent à l'appui de mes assertions :

« Les malades et les médecins ne réclament en
« général l'intervention de l'électricité, que lors-
« qu'ils ont épuisé sans succès toutes les ressources
« ordinaires de la thérapeutique. Dans les recher-
« ches expérimentales auxquelles je me livre dans
« les hôpitaux, j'ai choisi les cas les plus rebelles,
« afin de mieux juger de la valeur de la médication
« faradique. Eh bien ! malgré ces conditions désa-
« vantageuses, dans lesquelles l'excitation électro-
« cutanée s'est trouvée placée, j'ai obtenu les résul-
« tats thérapeutiques, que je viens d'exposer. »

Le célèbre thérapeute, Dr Stein, de Francfort-s/m, dans son ouvrage paru en 1882, résumant les observations recueillies dans sa pratique, s'exprime en ces termes :

« **Les effets incontestables de l'hydro-**
« **électro-thérapie (bains électriques)** se
« démontrent aussi dans les faits suivants : **meil-**
« **leur sommeil, retour rapide et radical**
« **de l'appétit dans les cas de dyspepsie**
« **nerveuse, fonctionnement régulier de**

(1) Sur vingt-quatre malades traités par les bains électriques, le docteur Constantin Paul a obtenu vingt guérisons (1881).

« l'estomac, soulagement des souffrances
« névralgiques, suppression de la mélan-
« colie, augmentation des forces physiques
« par une complète assimilation des ali-
« ments, plus grande facilité de travail
« intellectuel et physique. »

En Angleterre, en Amérique, l'usage du bain
électrique est entré dans les mœurs; presque tous
les *bathing-rooms* des familles aisées ont une bai-
gnoire électrique (1). **Le bain électrique n'y est
plus pris seulement dans un but thérapeutique, mais à titre de tonique, de ré-
confortant.** Cet usage sera, je l'espère, très
répandu dans un petit nombre d'années.

Le Dr Weisflogg, éminent et vieux praticien,
directeur d'une maison de santé très en renom à
Zurich, auteur de plusieurs ouvrages d'électro-thérapie, affirme que l'hydro-électro-thérapie lui a
donné de bons résultats au début de la tuberculose.
Les *anémiques* qu'il a soumis à ce traitement ont
guéri rapidement.

Déjà, le Dr Onimus, en 1872, exprimait cette
opinion que les bains électriques peuvent rendre des
services signalés dans certains cas d'anémie.

Le traitement par les bains électriques est également appliqué, avec un succès constant, à l'établissement électro-balnéo-thérapique de Londres
(54, Regent's Park) et dans plusieurs hôpitaux de
Londres contre la *constipation chronique*, le *dia-*

---

(1) Quoique encore de la méthode ancienne et primitive.

bète, l'ataxie locomotrice, l'irrégularité de la mens-
truation, la stérilité et les congestions utérines (1).

L'art médical possède donc dans l'électricité un
moyen des plus puissants et des plus sûrs ; on ne
saurait trop en varier les modes d'application. M.
Teisserenc de Bort, sénateur, président du jury de
l'Exposition internationale d'électricité, a pu dire (2)
avec raison : « Que l'art médical ne profite pas assez
« des ressources que lui offrent la science de l'élec-
« tricité et de la richesse de l'instrumentation. »

En terminant ce court exposé, auquel j'ai laissé
volontairement un caractère familier, sans aucune
considération théorique, j'exprime le désir de voir
l'hydro-électro-thérapie (les bains électriques),
entrer hardiment dans le domaine de la pratique,
je ferai tous mes efforts pour en vulgariser l'emploi,
de même que je serai constamment à la disposition
des savants et en particulier des membres du corps
médical qui désireront expérimenter mes appareils
de balnéation électrique. Je n'ai rien négligé pour
répondre à la confiance qu'ils ont bien voulu me
témoigner jusqu'à ce jour, je les seconderai de tout
mon zèle dans leur tâche souvent ardue, et toujours
humanitaire.

Dr BARDA.

Nice, 1833.

---

(1) Voir l'ouvrage de M. Adolphus, *Collection des Rapports des
hôpitaux de Londres.*

(2) Dans son discours, prononcé le 16 octobre 1881, au Palais de
l'Industrie, à Paris, devant un grand nombre d'électriciens, exposants
et médecins.

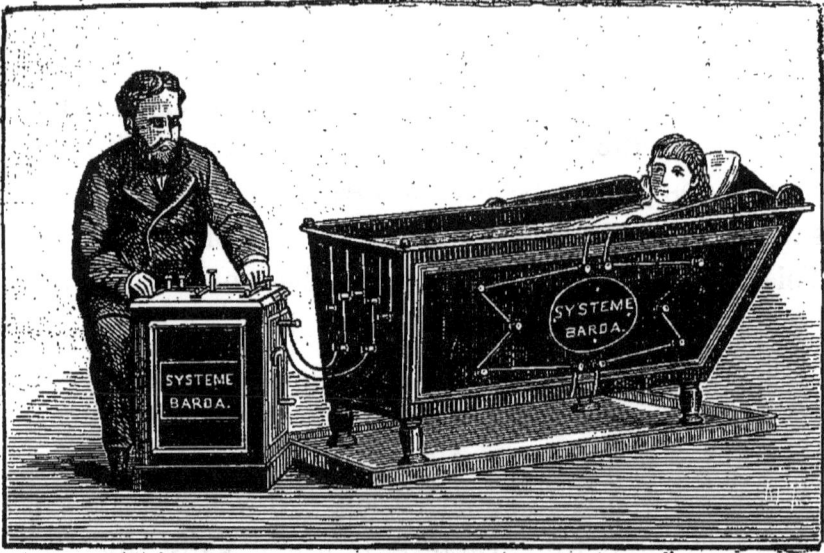

APPAREILS D'HYDRO-ÉLECTRO-THÉRAPIE

(SYSTÈME BARDA)

Grandes baignoires.
Bains de pieds.
Bains de bras et de mains.
Baignoires pour chevaux.
Baignoires pour chiens.

CES APPAREILS SONT BREVETÉS EN FRANCE
ET A L'ÉTRANGER

La Direction se charge de l'installation des bains électriques dans les hôtels, villas, maisons particulières, dans les hôpitaux, les maisons de santé, ainsi que dans les établissements d'hydrothérapie.

Pour l'acquisition, s'adresser à la DIRECTION de l'ÉTABLISSEMENT DES BAINS DES 4 SAISONS, 8, place du Jardin-Public, à NICE.

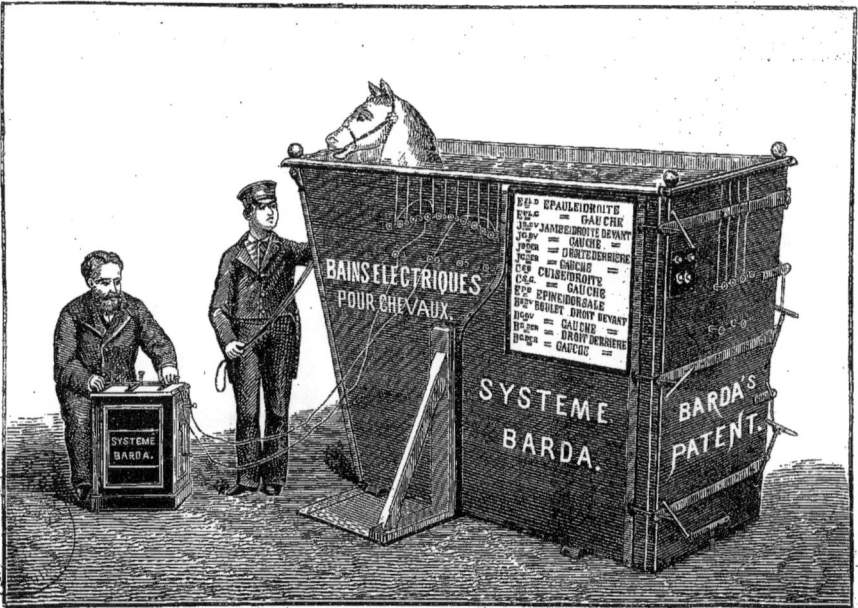

Imprimerie V.-Eug. GAUTHIER et Cie, avenue de la Gare, 24, Nice.

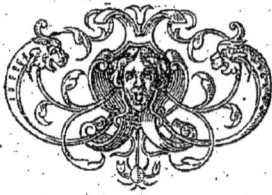